LA

PARALYSIE GÉNÉRALE
DANS L'AVEYRON

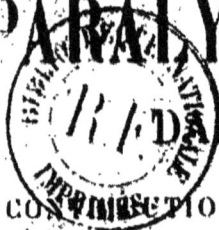

CONTRIBUTION A L'ÉTUDE DE L'ÉTIOLOGIE

DE LA

PARALYSIE GÉNÉRALE PROGRESSIVE

PAR

Joseph BOUVAIST

DOCTEUR EN MÉDECINE

ANCIEN INTERNE DE L'ASILE DÉPARTEMENTAL DE RODEZ

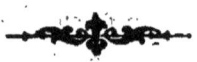

MONTPELLIER

IMPRIMERIE Gust. FIRMIN, MONTANE ET SICARDI

Rue Ferdinand-Fabre et Quai du Verdanson

1906

LA
PARALYSIE GÉNÉRALE
DANS L'AVEYRON

CONTRIBUTION A L'ÉTUDE DE L'ÉTIOLOGIE

DE LA

PARALYSIE GÉNÉRALE PROGRESSIVE

PAR

Joseph BOUVAIST

DOCTEUR EN MÉDECINE

ANCIEN INTERNE DE L'ASILE DÉPARTEMENTAL DE RODEZ

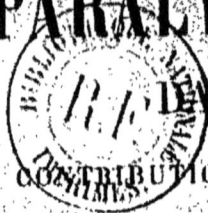

MONTPELLIER
IMPRIMERIE Gust. FIRMIN, MONTANE ET SICARDI
Rue Ferdinand-Fabre et Quai du Verdanson

1906

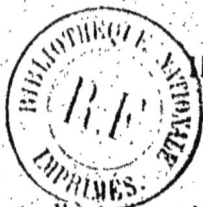

INTRODUCTION

Les discussions à l'Académie de médecine entre MM. Fournier, Hallopeau, Joffroy, dans les séances des 21-28 février, 7-14 et 28 mars, 11 et 18 avril 1905, ont donné un regain d'actualité à la question si importante et encore si obscure de l'étiologie de la paralysie générale.

M. le professeur Grasset ayant bien voulu nous donner le sujet de cette thèse, nous a fait remarquer combien il pourrait être intéressant de rechercher l'étiologie de leur maladie chez les paralytiques généraux dont nous avions pu prendre les observations durant le cours de notre internat à l'asile départemental de Rodez.

Comme le fait en effet si judicieusement remarquer Krafft-Ebing : « Il semble oiseux, en présence d'une pareille » maladie, de parler des moyens de combattre le processus » qui en est la base parce que tous les malades qui en sont » atteints meurent, sauf quelques cas rares et dont le diag-» nostic n'est pas tout à fait incontestable. »

Ceci est vrai, au moins en ce qui concerne la paralysie générale dans les asiles.

Aussi pensons-nous que le médecin doit, dans l'état actuel de ses connaissances, s'efforcer de rechercher les causes possibles de la paralysie générale et de prendre toutes les mesures en son pouvoir pour prévenir l'apparition de la maladie.

Loin de nous la pensée de vouloir trancher avec les seuls renseignements que nous avons pu recueillir la question si controversée de l'étiologie de la folie paralytique; mais en cherchant comment on devient malade, peut-être pourrons-nous mieux comprendre les précautions utiles pour éviter la maladie.

Qu'il nous soit permis, avant de commencer, de dire toute notre reconnaissance à M. le professeur Grasset.

Il a bien voulu ne pas rester pour nous, seulement le maître admiré de tous; l'accueil paternel qu'il nous a fait, et les encouragements qu'il n'a cessé de nous prodiguer nous ont profondément attaché à lui.

Il fut l'instigateur de ce travail et ses conseils nous ont puissamment aidé.

M. le docteur Ramadier, médecin directeur de l'asile départemental de Rodez, a bien voulu nous fournir tous les renseignements dont nous pouvions avoir besoin pour cet ouvrage. Sa haute compétence, sa grande obligeance, sont justement appréciées de tous ceux qui l'ont approché; il fut pour nous un maître bienveillant pendant les quelques mois que nous avons passés à l'asile; notre gratitude lui est acquise.

Nous prions M. le professeur Rauzier de vouloir bien agréer l'expression de notre profonde reconnaissance pour l'honneur qu'il nous fait en acceptant la présidence de cette thèse.

LA
PARALYSIE GÉNÉRALE
DANS L'AVEYRON

Contribution à l'Étude de l'Étiologie de la Paralysie générale progressive

---

CHAPITRE PREMIER

CONSIDÉRATIONS PRÉLIMINAIRES

Foville définit la Paralysie générale :

« Une espèce de folie produite par une altération organique
» spéciale des centres nerveux, à marche progressive, mais
» inégale et souvent interrompue par des rémissions. Elle est
» caractérisée : 1° par des lésions multiples et diffuses des or-
» ganes encéphalo-rachidiens prédominantes vers la surface
» des circonvolutions cérébrales ; 2° par un ensemble com-
» plexe de symptômes dont les uns fondamentaux et constants,
» consistent dans l'affaiblissement progressif de l'intelligence
» et de la motilité (démence et paralysie) ; et les autres com-
» plémentaires, accessoires, souvent temporaires, consistent
» dans la perversion des mêmes fonctions (délire ambitieux,
» hypocondriaque, instinctif, contractures, spasmes, convul-
» sions). »

Nous ne devons nous occuper ici que de l'étiologie de la paralysie générale ; surtout en ce qui concerne les malades originaires de l'Aveyron, aussi entrons-nous directement dans le vif de notre sujet, sans insister sur la symptomatologie, ni la pathogénie de cette affection.

Dans le département de l'Aveyron, la paralysie générale est relativement rare ; si l'on prend, par exemple, dans le tableau ci-joint (tableau 1) la proportion des paralytiques généraux

Malades entrés à l'Asile d'Aliénés de Rodez du 1ᵉʳ janvier 1892 au 1ᵉʳ octobre 1905.

Années	Malades admis pendant l'année						Total géné-ral	Proportion pour 100 de para-lytiques généraux par rapport aux admis		Proportion pour 100 par rapport au total général des admis
	H	F	2 Sexes	Paralytiques généraux				H	F	
				H	F	2 Ses.				
1892	45	37	82	2	3	5	87	4,44	8,10	5,74
1893	35	33	68	3	2	5	73	8,57	6,06	6,84
1894	31	43	74	3	1	4	78	9,67	2,32	5,12
1895	25	30	55	5	0	5	60	20	0	8,33
1896	36	27	63	3	0	3	66	8,33	0	4,54
1897	41	42	83	2	0	2	85	4,87	0	2,35
1898	44	31	75	2	0	2	77	4,54	0	2,59
1899	25	28	53	1	0	1	54	4	0	1,85
1900	26	34	60	4	2	6	66	1,53	5,88	9,99
1901	41	39	80	1	0	1	81	2,43	0	1,23
1902	43	42	85	6	1	7	92	13,95	2,38	7,60
1903	20	33	53	1	4	5	58	5	12,12	8,62
1904	41	45	86	1	4	5	91	2,43	8,88	5,49
1905	36	29	65	3	1	4	69	8,36	3,57	5,79

par rapport aux autres malades entrés à l'asile de Rodez, nous la voyons presque toujours inférieure à 10 pour 100.

Dans le département de la Seine, par contre, elle était en

1880 de 12 pour 100 pour les hommes et de 5 pour 100 pour les femmes (1).

Le docteur Garnier, en 1890, trouve une proportion de 14,70 pour 100 pour les hommes et de 8,70 pour les femmes (2).

Et encore, comme nous le verrons dans la suite, le département de l'Aveyron doit-il être innocenté en partie du coefficient que nous donnons. Nous verrons, en effet, que la plupart des paralytiques généraux soignés à l'asile sont allés contracter au dehors du département l'affection dont ils viennent mourir chez eux.

Notre travail est basé sur les observations de 54 malades admis à l'Asile de Rodez du 1er janvier 1892 au 1er octobre 1905 et de six malades présents au 1er janvier 1892. Soit un total de 60 paralytiques généraux.

Nous passerons successivement en revue les différentes causes capables, d'après les auteurs, de provoquer la paralysie générale, recherchant, d'après les renseignements que nous avons pu nous procurer sur ces malades, les facteurs ayant eu une influence sur les progrès de leur mal.

Enfin, nous dirons quelques mots des mesures que l'on pourrait prendre pour montrer aux habitants de l'Aveyron ce qu'ils doivent éviter pour rester à l'abri de la paralysie générale.

(1) Dr A. Planès. — Quelques observations sur la folie à Paris. Thèse de Paris, 1886.

(2) Dr Paul Garnier. — La folie à Paris. Paris, 1890.

CHAPITRE II.

ÉTIOLOGIE DE LA PARALYSIE GÉNÉRALE
ÉTAT ACTUEL DE LA QUESTION

La paralysie générale fut décrite par Bayle et Calmeil en 1826.

Bien que récemment introduite dans le domaine médical comme entité clinique nettement déterminée, de nombreux auteurs ont déjà contribué à son étude. Parmi les principaux, nous pouvons citer : Baillarger, Magnan, Fournier, Régis, et tant d'autres.

C'est surtout au point de vue de l'action de la syphilis comme agent étiologique de la paralysie générale, que les opinions les plus contradictoires sont encore actuellement en présence ; la majorité des observateurs semble pourtant d'accord pour reconnaître à cette affection un rôle prépondérant. Pourtant les discussions récentes à l'Académie de médecine, et journellement de nouveaux écrits sur la question, viennent prouver que la minorité ne se tient pas pour vaincue, et de nouveaux arguments, de nouvelles statistiques viennent battre en brèche la théorie de la paralysie générale toujours syphilitique.

D'un côté (Fournier, Régis...), la syphilis est considérée comme un élément étiologique nécessaire de la paralysie générale progressive. « La paralysie générale, dit Fournier, est une émanation de la syphilis ».

Dans la plupart des statistiques, en effet, on trouve une proportion considérable de paralytiques généraux syphilitiques ; la paralysie générale conjugale ne peut s'expliquer que par son étiologie syphilitique.

Enfin, un argument qui paraît probant, toutes les tentatives faites pour inoculer la syphilis aux paralytiques généraux ont échoué.

De l'autre côté (MM. Joffroy, Neilhon, Mairet, etc.), la syphilis est considérée comme une affection totalement distincte, son rôle étiologique est nul dans la paralysie générale. Voyez les Arabes, chez eux la syphilis est commune, la paralysie générale, rare ; en Bosnie, en Herzégovine, au Japon, en Abyssinie, en Cochinchine... la même constatation peut être faite (M. Joffroy). Les lésions syphilitiques tertiaires sont très rares chez les paralytiques généraux, lorsque par hasard elles apparaissent, le traitement antisyphilitique peut en avoir facilement raison : alors que l'échec est complet avec la paralysie générale. Dupré cite même quelques observations de paralytiques généraux devenus syphilitiques.

Alors fut émise la théorie qui fait de la paralysie générale une affection para-syphilitique ; elle serait de la même famille que la syphilis, toutes deux sont unies par des liens étroits de parenté (Westphal, Strumpel, Möbius, Oppenheim, Raymond). Mais la paralysie générale serait produite par des toxines spéciales d'origine syphilitique, agissant longtemps après l'inoculation, autres que celles produisant les accidents ordinaires ; et contre ces toxines le traitement antisyphilitique resterait sans effet.

D'autres auteurs prétendent que la paralysie générale ne serait pas une entité nettement définie ; d'après eux on confondrait sous ce nom deux affections distinctes : l'une la paralysie générale vraie, ne relevant jamais de la syphilis ; l'autre, paralysie générale syphilitique, à laquelle on a eu tort de donner le même nom qu'à la précédente, mais qui n'aurait avec elle que ce seul lien de parenté.

C'est l'opinion soutenue en 1898 par MM. Mairet et Vires dans leur ouvrage *De la paralysie générale progressive* (1).

Mais entre toutes ces manières d'envisager l'étiologie de la paralysie générale qui, somme toute, se réduisent à la question de savoir si la syphilis est nécessaire pour que la paralysie générale se produise, ou si l'action de la syphilis est nulle, vient se placer une autre école, celle de MM. Magnon et Sérieux.

Avec eux, nous pensons qu'il n'existe pas de cause unique, spécifique, car la démonstration certaine de l'origine exclusivement syphilitique ne peut être donnée actuellement. Des facteurs multiples ayant chacun leur importance entrent en jeu ; leur valeur à chacun est difficile à évaluer actuellement, mais tous semblent avoir leur importance. Ce qui augmente la difficulté de leur évaluation c'est qu'ils se montrent rarement seuls, et qu'ils semblent, au contraire, se prêter un mutuel appui.

Il semble impossible, du moins actuellement, de donner une formule étiologique commune à tous les paralytiques généraux, c'est pourquoi certains aliénistes avec MM. Mairet et Vires reconnaissent plusieurs sortes de paralysies générales différenciées selon leur étiologie (2), telles que :

La paralysie générale syphilitique ;

La paralysie générale alcoolique ;

La paralysie générale arthritique ;

---

(1) Paris, Masson, 1898.
(2) MM. Mairet et Vires.— De la paralysie générale. Masson, 1898.

La paralysie générale sénile.

Peut-être serait-il plus facile de considérer la paralysie générale comme une seule affection, formant une entité clinique à étiologie complexe : jusqu'à ce qu'il soit possible de tracer histologiquement les caractères différentiels des méningo-encéphalites chroniques, suivant la nature de leurs facteurs étiologiques.

Des incertitudes actuelles de la question étiologique de la paralysie générale progressive, résulte l'importance de nouvelles études cliniques.

Les statistiques, comme le dit Fournier, peuvent être bonnes, quand elles sont consciencieuses, c'est la seule qualité de celle que nous essayons de présenter ici.

CHAPITRE III

HÉRÉDITE

Nous comprenons, sous le titre d'hérédité, non seulement les tares constatées chez les parents directs de nos malades (père, mère, aïeul..., etc.), mais encore celles rencontrées chez leurs collatéraux les plus rapprochés (oncles, tantes, etc.).

Nous trouvons :

Hérédité vésanique seule............ 7
Hérédité épileptique seule 2
Hérédité congestive seule 1
Hérédité alcoolique seule 4
Hérédité vésanique associée à l'hérédité alcoolique 2
Hérédité congestive associée à l'hérédité alcoolique 1
Hérédité vésanique associée à l'hérédité congestive et alcoolique ... 1

Il est important de faire remarquer ici que ces chiffres sont probablement bien au-dessous de la réalité, rien n'étant plus difficile, en effet, que de faire avouer aux familles les antécédents héréditaires des malades internés ; antécédents souvent insoupçonnés d'ailleurs des parents, même les plus proches.

Au Congrès international de médecine mentale de 1889, M. le docteur Ramadier donnait les résultats suivants d'une statistique portant sur 70 malades dressée par lui à l'asile de Vaucluse. « Dans 22 cas, l'hérédité alcoolique était notée ; dans 12 elle était seule ; dans 4 elle était liée à l'hérédité congestive ; dans 4 autres à l'hérédité vésanique ; enfin, dans 2 il y avait à la fois hérédité alcoolique, congestive et vésanique.

» L'hérédité congestive avait été relevée 20 fois : 10 fois seule ; 4 fois avec l'hérédité alcoolique ; 4 fois avec l'hérédité vésanique ; 2 fois avec l'hérédité alcoolique et vésanique.

» L'hérédité vésanique comprenait 16 cas : dans 6 elle existait seule ; dans 4 elle était réunie à l'hérédité alcoolique ; dans 4 autres à l'hérédité congestive ; dans 2 à l'hérédité alcoolique et congestive ».

Nous sommes loin à l'asile de Rodez d'avoir pu nous procurer des renseignements d'une telle précision.

Peut-être peut-on penser aussi, que les paralytiques généraux de l'Aveyron n'ont pas cette hérédité lourde si fréquente dans les villes. Nous pouvons supposer que les Aveyronnais naissent en général de parents sains, ayant toujours mené à la campagne une vie sobre. C'est vrai pour beaucoup, nous avons affaire souvent à des malades, seuls responsables de leur état ; comme nous le verrons dans la suite, la plupart de nos paralytiques généraux ont contracté dans les villes où ils exercèrent différents métiers, le germe de leur mal.

Nous pensons voir ici une des causes du manque plus apparent que réel, espérons-le, de renseignements touchant les tares héréditaires de nos malades.

Il est évident pourtant que chez beaucoup de paralytiques généraux l'hérédité joue un grand rôle. Les deux statistiques que nous venons de citer montrent que l'hérédité congestive et l'hérédité alcoolique sont plus fréquentes dans la paralysie générale que dans les autres maladies mentales (sauf, bien entendu, la folie alcoolique et peut-être aussi l'épilepsie) (1). Garnier, en 1880, a montré le parallélisme existant dans le département de la Seine entre le développement de la paralysie générale et celui de la folie alcoolique. En Aveyron, ces deux affections relativement rares semblent ne pas tendre à s'accroître. La théorie de certains aliénistes attribuant dans l'étiologie de cette affection un rôle exclusif à l'hérédité congestive ne semble pas reposer sur un faisceau de preuves suffisantes. Pour notre part, nous la rencontrons rarement seule.

Plusieurs auteurs considèrent aussi l'hérédité arthritique comme un facteur important dans l'étiologie de la paralysie générale ; on sait, en effet, que les auto-intoxications ou les auto-infections se produisent assez fréquemment chez l'arthritique, et retentissent assez vivement sur son système nerveux ; donc rien d'étonnant à ce que l'arthritique soit plus disposé qu'un autre à devenir paralytique général.

Pourtant, à l'asile de Rodez, sur 60 malades, nous n'en avons trouvé que 5 à tempérament nettement arthritique.

S'il est intéressant de chercher ce qu'étaient les parents des paralytiques généraux, il semble non moins intéressant d'examiner, chaque fois que cela se peut, ce que deviennent leurs enfants ; aussi pensons-nous utile de dire quelques mots sur la descendance des malades mariés ayant subi un traitement à l'asile de Rodez.

---

(1) MM. Mairet et Vires classent pourtant l'hérédité alcoolique parmi les facteurs dont le rôle est douteux dans l'étiologie de la paralysie générale ; pour eux, l'hérédité mentale et l'hérédité nerveuse auraient un rôle absolument nul.

Hérédité descendante. — Dans un de ses rapports, le docteur Ramadier nous donne les renseignements suivants sur les trente malades observés par lui (1).

« Sur les 30, six n'ont pas eu d'enfants ; parmi eux, on trouve un homme qui, à 31 ans, avait épousé une femme âgée de 48 ans.

» Les 24 autres (18 hommes et 6 femmes) ont eu un chiffre total de 94 descendants qui se décomposent ainsi : 7 nés avant terme, non viables par avortement avant le sixième mois environ. Une fille avant terme par accouchement prématuré à sept mois, elle vit encore, mais malingre, chétive, nerveuse ; 8 mort-nés à terme.

» 31 morts dans les trois premières années ; 8 sortis de la première enfance laissent fortement à désirer tant au point de vue physique que mental.

» 30, enfin, au sujet desquels on ne signale rien d'anormal. Il en est deux dans ce nombre que j'ai eu l'occasion de suivre d'assez près et qui ne présentent pas de tares ; ils étaient nés 15 ou 20 ans avant l'apparition de la paralysie générale chez le père qui se portait bien alors, et qui contracta la syphilis quelque temps après la naissance du dernier ».

Nous avons eu l'occasion de voir nous-mêmes quelques-uns des enfants de paralytiques généraux en traitement à l'asile de Rodez ; presque tous sont malingres et chétifs, quelques-uns même donnent des signes de dérangement mental. On peut voir par les chiffres qui précèdent qu'une forte partie de ces enfants succombe dès leur naissance ou dans la première enfance ; ceux qui survivent sont presque toujours tarés à moins pourtant que leurs parents n'aient été contaminés (alcool-syphilis) que longtemps après.

_____

(1) Dr J. Ramadier. — Rapport lu au Conseil général de l'Aveyron (Année 1901).

CHAPITRE IV

SEXE. — PROFESSION. — AGE. — ETAT CIVIL

Tous les auteurs sont d'accord pour reconnaître que la paralysie générale est plus fréquente chez les hommes que chez les femmes.

Les statistiques citées plus haut (docteur Planès et docteur Garnier) confirment cette remarque en ce qui concerne le département de la Seine.

D'après les professeurs Grasset et Rauzier : « Les hommes paraissent être beaucoup plus souvent atteints que les femmes. A Bicêtre, on compte 40 pour 100 de paralytiques (hommes) ; et à la Salpêtrière seulement 10 pour 100 (femmes). La proportion est encore beaucoup plus forte parmi les aliénés aisés ou riches. » (1)

D'après Gilbert-Ballet : « Le sexe masculin est beaucoup plus souvent frappé que le féminin ; la proportion varie suivant les milieux considérés, dans les villes, les milieux ouvriers, les asiles publics, elle est bien plus élevée que dans les campagnes, les classes riches et les asiles privés ; la première

_____

(1) Grasset et Rauzier. — Traité des maladies du Système nerveux. 4° édition, Tome I.

série accuse environ une femme contre 2 ou 3 hommes ; la seconde donne une femme contre 10 ou 15 hommes » (1).

Dans l'Aveyron, en effet, nous remarquons que le nombre des hommes atteints n'est pas de beaucoup supérieur à celui des femmes (2).

Comme le dit Gilbert-Ballet, c'est surtout dans les milieux aisés que la disproportion est flagrante. Cela tient évidemment aux conditions d'existence si différentes de l'homme et de la femme ; différence qui tend à diminuer de plus en plus en même temps que le niveau social s'abaisse.

La plupart des femmes atteintes de paralysie générale sont des alcooliques, presque toujours syphilitiques, surmenées intellectuellement ou physiquement par l'exercice d'une profession fatigante.

C'est pourquoi nous considérons comme très importante la profession du malade au point de vue de l'étiologie ; certains métiers peuvent être dangereux par eux-mêmes, mais ils le sont surtout par les habitudes qu'ils font contracter à ceux qui les exercent. Il est bien évident qu'un ouvrier exposé continuellement à la chaleur d'un four ardent deviendra plus facilement alcoolique qu'un autre travaillant au grand air et loin de toute habitation.

C'est sans doute ce que veulent dire certains auteurs lorsqu'ils prétendent que la paralysie générale est plus fréquente chez les individus astreints par métier, à vivre en présence d'un foyer intense de calorique.

C'est pour cela aussi probablement qu'elle est si rare chez les religieux dont la vie est sobre et réglée et chez lesquels la syphilis se rencontre rarement.

_____

(1) Gilbert-Ballet. — Traité de pathologie mentale. Doin, 1903.
(2) Voir tableau n° 1.

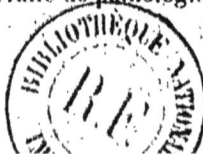

2

Les malades observés à l'asile exerçaient presque tous des professions pénibles expliquant en partie les excès d'alcool ou autres auxquels ils se sont livrés.

Nous trouvons :

	Hommes	Femmes	Total
Ouvriers (mineurs, corroyeurs, gantières, cuisinières, etc.)	29	6	35
Commerçants (Représentants de commerce, marchands)	6	2	8
Aubergistes	1	3	4
Militaires	3		3
Professions libérales (Médecin, étudiant)	5		5
Cultivateurs	1		1
Sans profession		2	2
Prostituées		2	2

Sur nos 60 paralytiques généraux, nous ne trouvons donc qu'un seul cultivateur et encore les renseignements recueillis à son sujet sont-ils probablement incomplets, et rien ne permet d'affirmer qu'il se soit toujours adonné à la culture des champs.

Age. — L'âge des malades au moment de leur entrée à l'asile varie de 31 à 61 ans. Leur âge moyen est donc environ de 43 ans, il est un peu supérieur à l'âge relevé chez les paralytiques généraux des grandes villes. Gilbert Ballet donne comme limites 35 à 45 ans, ainsi que Grasset et Rauzier.

Nous n'avons pas eu l'occasion d'observer de paralysie générale juvénile ni infantile.

Etat civil. — Sur 60 paralytiques généraux :

Nous comptons parmi les hommes, 33 mariés, 3 veufs, 6 célibataires ;

Parmi les femmes, 16 mariées, 3 veuves, pas de célibataires.

De ce que la plupart de ces malades soient mariés, il faudrait bien se garder de conclure que leur manière de vivre ait toujours été exempte de tout reproche ; c'est ainsi que parmi les femmes mariées, nous trouvons une prostituée, reconnue d'ailleurs comme telle par tous ses parents.

Aussi passons-nous rapidement sans nous arrêter plus longtemps sur tous ces renseignements.

CHAPITRE V

SYPHILIS

L'immense majorité des auteurs, on pourrait presque dire l'unanimité des auteurs, reconnaît un rôle prépondérant à l'action de la syphilis dans l'étiologie de la paralysie générale.

Cette action a donné lieu, surtout depuis quelques années, à un grand nombre de controverses, les uns la prétendant une cause déterminante, constante et nécessaire, d'autres la considérant simplement comme une cause très fréquente mais non nécessaire.

Malgré toutes les polémiques engagées depuis si longtemps, le problème est loin d'être résolu.

Les arguments abondent en faveur de l'une et de l'autre théorie. Il n'est pas de notre compétence, et d'ailleurs, ce n'est pas notre but, de prendre position dans le débat, nous nous occupons seulement ici des malades observés à l'asile de Rodez, et bien que presque tous soient, tout au moins, suspects de syphilis, nous n'oserions pas affirmer que tout paralytique est un ancien syphilitique.

Nous devons pourtant constater que la syphilis recherchée chez les autres aliénés est très rare dans l'Aveyron, alors qu'on la rencontre très fréquemment chez les paralytiques généraux.

Parmi les malades observés, 19, de leur propre aveu ou de celui de leur famille, ont eu la syphilis, et donnent des renseignements précis sur la date d'apparition du chancre et sur les accidents consécutifs.

Chez 6 autres malades, on se trouve en présence d'accidents déjà anciens, sans que l'on puisse rien préciser sur la date de l'invasion.

Chez 13 malades, elle est probable, étant donné le genre de vie mené par eux.

Dans 2 cas enfin, elle est énergiquement niée. Pour les autres, il a été impossible de se procurer des renseignements.

Chez la plupart de ces malades, la syphilis est antérieure de 8 à 10 ans au minimum au commencement des troubles paralytiques.

Le plus souvent, ils sont internés 15 à 20 ans après être devenus syphilitiques.

Il est un fait important à noter, et qui pourrait expliquer comment quelques-uns de nos malades nient avoir jamais eu aucun accident spécifique, c'est que presque tous les paralytiques généraux syphilitiques n'ont eu antérieurement que des accidents légers, limités à la période secondaire.

Rares sont ceux qui avaient suivi un traitement régulier, les autres s'étaient au contraire à peine soignés à raison précisément de la bénignité des accidents éprouvés.

Quelques auteurs ont pensé qu'il pourrait exister des véroles à malignité particulière, causant la paralysie générale, ils se sont demandés si l' « influence de la graine » n'aurait pas une certaine action sur l'évolution de la maladie (1).

_____

(1) D** Morel-Lavallée et Bélières. — Syphilis et paralysie générale. Paris, 1889.

Goldsmith (1), Morel-Lavallée (2) et Belières publient des observations tendant à prouver qu'il existerait des « véroles à virulence nerveuse ».

Cinq malades ont contracté la syphilis d'une même source, et sont morts successivement de paralysie générale, ou d'accidents de syphilis nerveuse (un de méningite, un de folie syphilitique, 3 de paralysie générale).

M. le docteur Ramadier, de qui nous tenons ce qui précède, a observé lui-même un sixième malade ayant contracté la syphilis à la même source, il a bien voulu nous donner l'autorisation de publier cette observation.

Observation N° 1152

X..., 43 ans, marié, docteur en médecine.

Antécédents héréditaires. — Mère atteinte de paralysie agitante. Ne présente pas de troubles mentaux.

Antécédents personnels. — A commencé ses études de latin à l'âge de 12 ans. Élève très brillant, a pu franchir plusieurs classes. Termine ses études secondaires en 5 ans. Est allé ensuite à Paris commencer ses études médicales, n'a mis que six ans pour se faire recevoir docteur. Encore a-t-il été retardé l'avant-dernière année par une fièvre typhoïde.

Contracte la syphilis pendant son séjour à Paris. Le traitement qu'il a suivi pour cette affection a été fort incomplet ; il ne s'est soigné que pendant un an, en prenant du sirop de Gibert et de l'iodure de potassium. Les accidents secondaires

(1) Goldsmith. — Congrès de Sartoga, 1885.
(2) Morel-Lavallée. — Annales de psychiatrie et d'hypnologie. Juin, 1892.

ayant été très bénins, et aucun accident tertiaire ne se manifestant, X..., abandonna tout traitement.

Il n'aurait jamais fait d'excès de boisson.

Reçu docteur, il exerça la médecine dans un département du Nord ; marié, eut deux enfants indemnes de tout accident syphilitique, sa femme n'a pas été contaminée.

Dix-huit ou vingt ans après avoir contracté la syphilis, X... a commencé à présenter quelques symptômes de lésions cérébrales. Nous ne sommes pas très exactement renseignés sur le mode de début des troubles nerveux ; nous savons seulement que le malade faisait des dépenses exagérées qui le conduisirent bientôt à la ruine, quoiqu'il gagnât beaucoup d'argent et qu'il possédât une certaine fortune personnelle.

Une attaque, à la suite de laquelle le malade resta paralysé d'une moitié du corps, fut le premier accident que l'on constata. Cette hémiplégie ne fut pas de longue durée et les symptômes s'amendèrent ; mais il n'en persista pas moins quelques troubles pour lesquels le malade consulta à Paris plusieurs spécialistes. Le diagnostic de paralysie générale fut posé à ce moment. Suivant les conseils qu'on lui donna, X... abandonna tout travail et se retira à la campagne. Là, aggravation graduelle de l'état physique et mental ; nouvelle attaque avec paralysie ou plutôt parésie fugitive.

Période de rémission pendant un an environ ; puis, recrudescence de tous les symptômes. Affaiblissement des facultés, délire mégalomaniaque, etc.

Une crise d'agitation avec tendance à la violence vint enfin compliquer la scène et nécessiter l'internement de X...

Nous résumons succinctement les symptômes observés chez ce malade. Le diagnostic de paralysie générale s'imposait au moment de l'admission de X..., il s'est encore confirmé dans la suite.

L'affaiblissement des facultés a fait de rapides progrès ; on n'en a pas moins constaté jusqu'aux derniers moments du malade, l'existence d'idées absurdes et incohérentes de richesse, de grandeur et de satisfaction personnelle alternant avec des idées hypocondriaques. Mobilité extrême des idées ; au cours d'une même conversation, X... passe brusquement de la gaieté la plus franche à une profonde tristesse. Irritabilité extrême ; parfois, sans aucun motif, entre dans de violentes colères, bouscule, frappe même les autres malades.

Signes somatiques ordinaires de la paralysie générale : Inégalité pupillaire, tremblement de la langue et des mains ; parole traînante, embarrassée, écriture caractéristique,... etc. enfin, gâtisme complet.

L'état général déjà médiocre, au lieu de s'améliorer, empire de jour en jour. Retiré par sa famille un an environ après son admission, X... meurt un mois après sa sortie.

Sa maladie a duré de 4 à 5 ans.

Cette observation, jointe aux cinq autres déjà publiées par les docteurs Morel-Lavallée et Bélières dans leur ouvrage « Syphilis et paralysie générale » tendrait à prouver qu'il existe, en effet, des syphilis à virulence spéciale.

Ces observations seraient plus probantes encore si on pouvait leur adjoindre celle de la fille Marthe Z... (1) qui contamina les six malades cités plus haut. Malheureusement nous n'avons pu nous procurer de renseignements à son sujet.

Cette théorie des virulences spéciales paraît s'appliquer

---

(1) Nous ferons remarquer, en outre, que le Dr X... était un surmené. Ses études secondaires et supérieures si rapides, sa clientèle plus tard, ont dû le fatiguer considérablement. Les cinq autres malades contaminés par Marthe Z..., étaient des étudiants, probablement des surmenés aussi. Or, comme nous le verrons, la fatigue tant intellectuelle que physique joue un rôle considérable dans l'étiologie de la folie paralytique.

aussi aux cas de paralysies générales conjugales dont il est parlé dans tous les traités spéciaux.

M. le docteur Ramadier nous a autorisé à publier deux observations assez intéressantes à cet égard.

G. C... épouse R. S...., puis G. C... vient mourir de paralysie générale à l'asile.

R. S... devenue veuve, se remarie, mais probablement contaminée par son premier mari, est internée à son tour, devenue paralytique générale, et meurt 17 ans après son premier époux.

Observation N° 789

G. C... né en juin 1846, journalier à Millau est placé à l'asile de Rodez en juin 1884, sur la demande de M. le maire de Millau.

Ce malade, âgé de 38 ans au moment de son internement, est marié à la nommée R. S...

Nous n'avons aucun renseignement sur ses antécédents héréditaires. D'une lettre adressée au directeur de l'asile par la femme du malade, il ressort que ce dernier aurait un certain penchant pour la boisson ; il aurait contracté l'habitude de boire en Afrique où il fit 7 ans de service militaire. Il est possible que là aussi il se soit livré à d'autres excès et qu'il ait contracté la syphilis.

Au retour du service militaire, G. C..., se marie. Il n'a aucun enfant vivant (sa femme eut six fausses couches). Toujours par ces lettres de sa femme, nous apprenons qu'il commence vers l'année 1882 à se livrer à toutes sortes d'excentricités. Il se moque de ses patrons, il gâte l'ouvrage qu'on lui donne à faire. Il accuse des idées de grandeur, son caractère devient violent.

Un jour, sur la place publique de Millau, devant plusieurs personnes, il vole des peaux qui ne pouvaient lui être d'aucune utilité. Les circonstances dans lesquelles est commis ce vol dénotent l'irresponsabilité. Il est pourtant considéré comme un simulateur, et condamné à 2 mois de prison.

A son entrée à l'asile (juin 1884), le docteur Longeaud, médecin-directeur, le déclare atteint de paralysie générale, avec les symptômes suivants : embarras de la parole, frémissements musculaires de la face, pupilles punctiformes. Turbulence continuelle avec profusion de gestes, divagations absurdes, quelques idées de fortune, irritabilité excessive, mobilité d'humeur.

Octobre 1884. — Très agité, perd la mémoire ; ne sait plus s'il est marié, s'il a des enfants... parole de plus en plus embarrassée...

Janvier 1885. — Taches apoplectiques sur la sclérotique (attaque probable la veille).

Février. — Tombe dans la stupeur, ne mange presque pas. Ne parle plus.

Juillet. — Incontinence d'urine.

Décembre. — Ne semble pas comprendre les paroles qui lui sont adressées. Bouffissure de la face.

Février 1886. — Incontinence de jour et de nuit, prolapsus du rectum.

Avril. — Congestionné, gâteux. Intelligence très obscurcie, reste immobile où on le place.

Décédé en octobre 1887 des suites d'une congestion pulmonaire.

OBSERVATION N° 1239

R... S..., 49 ans, née à Montpellier, sans profession, domiciliée à la Cavalerie.

Pas de renseignements sur ses antécédents héréditaires.

Antécédents personnels. — Mariée deux fois ; son premier mari, dont l'observation précède, est mort à l'asile de Rodez.

La malade aurait, paraît-il, toujours joui d'une bonne santé. Six fausses couches du premier mariage, deux du second. La malade avoue avoir fait quelques excès de boisson.

En janvier 1903, présente pour la première fois un certain embarras de la parole, ce qui étonne son mari.

Les troubles mentaux apparaissent au commencement du mois d'août. Distribue à ses voisins tout ce qui se trouve dans son magasin. Propos incohérents. Hallucinations de la vue. Caractère irritable. Admise à l'asile en août 1903.

Le docteur Ramadier, médecin-directeur, la déclare atteinte de paralysie générale. ... Propos incohérents, absurdes, idées de grandeur et de richesse. Tenue débraillée.... On est obligé de la laver, de la peigner... Mange gloutonnement... Gâteuse. Crises d'agitation violentes. Inégalité pupillaire. Tremblement de la langue.

Janvier 1904. — Affaiblissement considérable des facultés intellectuelles, notamment de la mémoire.

Avril 1904. — Embarras de la parole de plus en plus accentué. Affaiblissement progressif.

Décédée en juillet 1904 d'une attaque apoplectiforme.

De tout ce qui précède, nous pouvons conclure que la syphilis joue un grand rôle dans l'étiologie de la paralysie générale ; pourtant, ainsi que nous allons le voir, d'autres facteurs très importants entrent en ligne de compte.

Nous la trouvons, en effet, souvent associée surtout à l'alcoolisme (1) et au surmenage, et nous n'osons assurer que seule elle est capable d'apporter dans un organisme des troubles tels que ceux dont nous venons de parler ; alors que nos

---

(1) C'est le cas pour les deux malades G. C. et R. S.

maîtres les plus éminents sont loin d'être d'accord sur cette question.

MM. Mairet et Vires relèvent la syphilis, seulement 23 fois sur cent, dans l'histoire de leurs malades, après avoir cité quelques observations de malades syphilitiques chez la plupart desquels la syphilis est associée à d'autres éléments, MM. Mairet et Vires concluent :

« Nos observations cliniques nous amènent donc à refuser à la syphilis un rôle dans l'étiologie de la paralysie générale vraie. Nous disons paralysie générale vraie... (1) »

D'après MM. Mairet et Vires, on aurait affaire, en effet, dans ces cas, à une syphilis cérébrale à forme de paralysie générale.

Cette opinion défendue par des aliénistes si compétents nous semble exacte, en ce sens que la syphilis est presque toujours associée à d'autres causes, et que rares sont les cas où elle peut être seule incriminée. Mais pourtant toutes les paralysies générales que nous avons vu évoluer chez des syphilitiques montraient bien le tableau clinique de la paralysie générale type et nous n'avons pu, à aucun point de vue, les distinguer de celles évoluant chez les autres sujets ne paraissant pas syphilisés.

---

(1) MM. Mairet et Vires. — De la paralysie générale, Masson, 1898.

CHAPITRE VI

ALCOOLISME

Dans le chapitre précédent, nous faisions la remarque de la rareté relative de la syphilis dans l'Aveyron, nous ne pourrons malheureusement en dire autant en ce qui concerne l'intoxication alcoolique.

A côté des simples alcooliques venant, à la suite d'une crise aiguë, faire une cure plus ou moins rapide à l'asile, il arrive fréquemment de rencontrer des malades unissant les symptômes de la mélancolie ou de la manie, par exemple à ceux de l'alcoolisme vrai. Cette remarque déjà faite par le docteur Fenayrou dans sa thèse « La folie dans l'Aveyron », en 1894 (1), est encore juste aujourd'hui ; l'alcoolisme n'a pourtant fait que de faibles progrès dans le département ; et les paralytiques généraux admis à l'asile sont presque tous alcooliques.

L'influence de l'alcoolisme, incontesté par certains auteurs, est mise en doute par d'autres. Christian déclare à ce sujet : « Je suis resté très sceptique à l'endroit de cette cause que beaucoup d'autres et des plus recommandables n'hésitent

_____

(1) Dr Fenayrou. — Thèse, Toulouse, 1894.

pas à considérer comme prépondérante... Je demeure convaincu que l'alcoolisme n'est que très rarement la cause de la paralysie générale.

Grasset et Rauzier voient dans l'alcoolisme une des causes possibles de la maladie, alors que Ball considère l'alcoolisme passager comme un effet et non une cause ; mais l'alcoolisme ancien et invétéré comme jouant un rôle important dans la production de la paralysie générale (1).

Il est évident, lorsque nous voulons parler d'alcoolisme, que nous entendons l'intoxication éthylique chronique, et non les quelques excès de boissons passagers qui ne peuvent avoir de fort retentissement sur l'état général d'un individu sain.

D'après Gilbert-Ballet, les travaux cliniques et statistiques de Magnan et de P. Garnier tendent à démontrer le rôle de l'intoxication alcoolique dans l'étiologie de la paralysie générale (2).

« Parmi les causes multiples de la paralysie générale, dit le docteur Ramadier (3), celles que j'ai le plus souvent relevées, aussi bien à l'asile de Rodez qu'à celui de Vaucluse, est l'intoxication alcoolique chronique ». MM. Mairet et Vires ont révélé chez les 174 malades observés par eux 84 alcooliques ; c'est-à-dire, à peu près, un sur deux malades.

16 fois seulement l'alcoolisme paraissait être la seule cause capable d'expliquer le développement de la paralysie générale.

Dans 67 autres cas, il était combiné avec l'hérédité céré-

----

(1) Grasset et Rauzier. — Loc. cit.
(2) Gilbert-Ballet. — Traité de pathologie mentale, Paris, 1903.
(3) Dr J. Ramadier. — Rapport annuel, 1892.

brale, l'hérédité arthritique, la syphilis... des excès de tout genre (1) etc.

Ces auteurs considèrent l'alcoolisme, et surtout l'alcoolisme héréditaire comme des facteurs étiologiques très importants, pouvant par eux-mêmes causer seuls la paralysie générale.

Il nous semble, pour notre part, que cette intoxication peut être considérée, tout au moins, comme un puissant adjuvant à l'action des autres causes possibles.

Les excès de boisson, notés chez nos malades, datent chez tous au moins de dix ans, ils ne peuvent donc être considérés comme provoqués par une maladie non apparue encore.

Chez 31 hommes observés par le docteur Ramadier : « 19 avaient fait des excès de boisson anciens et nombreux ; pour 7, cette cause a été formellement niée ; enfin sur 5 je n'ai pas eu de renseignements à ce sujet. En ne tenant pas compte de ces derniers je retrouve 19 fois l'alcoolisme sur 26, soit une proportion de 72,69 pour cent. » (2)

Chez les femmes, dans le même rapport, l'alcoolisme est relevé dans une proportion un peu moindre, soit 50 pour cent.

A l'asile de Vaucluse, sur 79 malades, 46 étaient alcooliques ; parmi eux, 7 seulement avaient eu la syphilis, 4 avaient éprouvé des traumatismes crâniens, 1 avait présenté de l'intoxication saturnine et 18 étaient entachés d'hérédité, principalement d'hérédité alcoolique (3).

Parmi les 60 malades dont nous nous occupons dans ce travail, nous relevons :

---

(1) MM. Mairet et Vires. — De la paralysie générale. Paris, Masson, 1898.
(2) Dʳ J. Ramadier. — Loc. cit.
(3) Dʳ J. Ramadier. — Loc. cit.

41 hommes ; 4 alcooliques invétérés, de leur propre aveu ; 19 présentant des signes certains d'intoxication ; 3 soupçonnés d'alcoolisme ; 15 sur le compte desquels les renseignements font défaut.

19 femmes : pas d'alcooliques de leur propre aveu, ou de celui de leurs proches ; 10 présentant des signes certains d'alcoolisme ; 2 soupçonnées d'alcoolisme ; 7 sans renseignements.

L'ensemble de ces chiffres est aussi éloquent par lui-même et il semble inutile d'insister plus longtemps à ce sujet. Nous devons faire remarquer pourtant que l'alcoolisme est rarement incriminé seul, de même que nous le constatons pour la syphilis ; il est presque toujours associé à l'hérédité, au surmenage, aux excès de toutes sortes, ce qui tendrait à prouver que la paralysie générale ne relève pas d'un facteur unique, mais bien qu'un ensemble de circonstances est indispensable pour provoquer son apparition.

Pourtant nous ne pouvons nous empêcher de le redire, l'intoxication par l'alcool nous semble une cause des plus importantes ; c'est ainsi que le docteur Garnier, au Congrès de médecine de 1889, montra le parallélisme existant dans le département de la Seine entre le développement de la paralysie générale et celui de la folie alcoolique.

CHAPITRE VII

SURMÉNAGE — EXCÈS VÉNÉRIENS

Le surmenage, tant physique qu'intellectuel, doit être aussi considéré comme jouant un rôle très important dans l'étiologie de la folie paralytique.

La privation de sommeil, une nourriture insuffisante sont des causes d'affaiblissement propices à l'éclosion d'une maladie s'attaquant aux centres nerveux.

La profession du malade est souvent une cause de surmenage, les garçons de café, les aubergistes, les employés de chemin de fer, les ouvriers ayant des métiers pénibles sont, en majorité parmi les paralytiques généraux.

Quant au surmenage intellectuel, il est généralement admis comme une cause fréquente de l'éclosion de cette maladie. D'après l'observation du docteur X..., citée plus haut, nous pensons que le surmenage auquel ce malade était livré ne fut pas étranger à l'étiologie de sa maladie ; nous croyons en voir la preuve dans l'amélioration sensible survenue dans son état lors du repos que le malade prit à la campagne, sur le conseil de son médecin.

Il est possible que le surmenage n'ait d'action que chez les sujets préparés déjà par d'autres causes à devenir paralytiques gnéraux, mais comme nous le disions plus haut, à notre avis la paralysie générale n'est presque jamais produite par une cause unique ; aussi en supprimant un certain nombre de facteurs accessoires, doit-on empêcher la cause principale, seule trop faible, d'agir sur un organisme.

Le docteur Paris, médecin en chef à l'asile de Maréville, considère la syphilis comme une condition nécessaire de la paralysie générale ; dans un de ses ouvrages, récemment publié (1), il propose d'appliquer à la folie paralytique, au début, la même thérapeutique qu'à la confusion mentale primitive ; c'est-à-dire supprimer tous les éléments (surmenage, intoxication, etc.) pouvant aider la cause première (syphilis) dans ses ravages sur les centres nerveux supérieurs.

« Qui donc, dit-il, oserait soutenir que les paralysies générales passées à la chronicité, observées par tous les vieux aliénistes, n'étaient pas réellement des paralysies générales typiques qui se sont trouvées enrayées par suite de circonstances qui, jusqu'à ce jour nous avaient échappé ; séquestration précoce, repos, régularisation de régime, de genre de vie, etc. ? »

Puisqu'en supprimant le surmenage, les soucis, etc., chez un malade, on arrive à enrayer la marche d'une maladie aussi grave ; on est obligé de conclure que ces facteurs supprimés jouaient un grand rôle dans l'étiologie de la paralysie générale.

Que la syphilis soit ou non un facteur indispensable, il paraît donc probable que le surmenage en est un très important.

Chez les malades observés à l'asile de Rodez, le surmenage, soit physique, soit intellectuel, est rarement noté ; cela

_____

(1) Dr A. Paris. — La paralysie générale progressive. Sa parenté avec la confusion mentale primitive, sa pathogénie, son pronostic, orientation à donner à sa thérapeutique. Nancy, Louis Kreis, 1905.

tient surtout, à moins d'avoir affaire à un surmenage exagéré; à la difficulté d'apprécier l'excès de travail.

Il est presque impossible, en effet, de mesurer la capacité de travail d'un individu. Cette capacité est éminemment variable suivant les dons naturels, l'âge, l'éducation, etc. Tel ouvrier, presque illettré, chargé par son patron de faire un relevé de comptes très simple par exemple, travaillera souvent plus qu'un enfant instruit auquel la même besogne serait imposée. Du reste ne voyons-nous pas tous les jours certains arriver brillamment, sans travail exagéré, à des résultats que d'autres obtiennent difficilement après un labeur acharné.

Nous croyons voir là l'explication du manque de renseignements à cet égard, et aussi dans ce fait, c'est que souvent, vivant dans un milieu de surmenés (mineurs, mouleurs, etc.), celui qui succombe est considéré par ses camarades comme un travailleur ordinaire n'ayant pas de chance, ou trop faible pour la profession qu'il avait embrassée.

Quoi qu'il en soit, le surmenage n'a pu être incriminé avec certitude chez les malades de l'Aveyron que 12 fois sur 60.

Chez les malades observés par le docteur Ramadier, à l'asile de Vaucluse, il était incriminé 7 fois seulement pour 70 malades.

Nous dirons deux mots dans ce chapitre des excès vénériens relevés dans les antécédents de la plupart des paralytiques généraux.

Presque tous ces malades, à la période initiale, commettent de nombreux excès, mais comme nous le disions plus haut au sujet de l'alcoolisme, ces excès sont plutôt un effet qu'une cause de la maladie ; aussi ne nous sommes-nous préoccupés que de noter les excès anciens, bien que les autres puissent être en partie considérés comme une fatigue nouvelle venant s'ajouter à toutes les autres causes étiologiques pour accélérer la marche de la paralysie générale à son début.

Les excès vénériens dont les malades se rendent coupables longtemps avant l'apparition des premiers troubles peuvent être considérés comme un genre spécial de surmenage des plus funestes, en outre, puisque c'est en général à la suite de ces excès que les malades ont contracté la syphilis.

A ce double point de vue, il semble que les excès vénériens ont leur place dans l'étiologie de la paralysie générale.

Parmi les malades observés à l'asile de Rodez, ils sont certains chez 18, probables chez 2 seulement.

Sur 174 malades observés par MM. Mairet et Vires (1), les excès vénériens sont incriminés 14 fois ; ce chiffre bien inférieur à celui que nous avons relevé nous-même, n'empêche pas ces auteurs de considérer les excès génésiques comme ayant une sérieuse importance étiologique.

----

(1) Mairet et Vires. — *Loc. cit.*

CHAPITRE VIII

TRAUMATISMES CRANIENS
TUBERCULOSE — AUTRES CAUSES POSSIBLES

L'influence des traumatismes et leur action même éloignée semblent bien établies.

M. E. Ernroot (1) a relaté des faits cliniques et des expériences qui montrent que le choc crée en quelque sorte un « locus minoris resistentiae » où les germes infectieux entraînés par le torrent sanguin trouvent des conditions favorables à leur développement, où les toxines auront une action plus rapide et plus profonde ; c'est donc un appoint d'aggravation à la cause prédisposante apportée par le traumatisme, et non une cause déterminante, puisque la paralysie générale n'apparaît généralement que fort longtemps après.

Cela peut aussi expliquer le peu de résultat obtenu par la trépanation pratiquée chez le paralytique général porteur de lésions traumatiques localisées.

Le traumatisme crânien est relevé sept fois dans les observations de paralytiques généraux soignés à l'asile de Rodez.

Voici l'observation d'un malade montrant qu'il paraît jouer un rôle important dans l'étiologie de la folie paralytique.

_____

(1) *Semaine médicale*, n° 27, 1902.

OBSERVATION N° 1754

L... A., né à Cransac, en 1867, marié ; mineur à Cransac.

Antécédents héréditaires. — Nuls ou non avoués. Pas d'alcoolisme des parents. 3 frères ou sœurs en bonne santé.

Antécédents personnels. — Rien d'anormal pendant l'enfance du malade. Intelligence moyenne. À l'âge de 16 ans a été victime d'un accident. Une cartouche de dynamite a éclaté entre ses mains, lui mutilant trois doigts de la main gauche et occasionnant la perte de l'œil droit.

L'énucléation de l'œil a été faite 6 ans après.

Abuse des boissons alcooliques depuis l'âge de 15 ans environ, boit beaucoup de vin et d'absinthe. Abuse aussi du tabac. S'est marié assez jeune, est père d'une enfant de 5 ans, en bonne santé.

Les premiers troubles mentaux apparaissent en mars 1905. L. A... commet de nombreux larcins, se déshabille publiquement. Entre à l'asile de Rodez en juin 1905.

Le malade affirme n'avoir jamais eu la syphilis. Ses parents, qu'il n'a jamais quittés, sont aussi affirmatifs que lui à cet égard.

On constate chez lui : du tremblement de la langue et des mains, de l'embarras de la parole... de la gloutonnerie.

Ses facultés intellectuelles sont très affaiblies, surtout la mémoire. Il est très satisfait de lui-même et fait preuve d'un contentement niais en tout ce qui le concerne.

Le docteur Ramadier le déclare « atteint de paralysie générale. Affaiblissement considérable des facultés. Diminution de la mémoire, tremblement de la langue et des mains. Embarras de la parole. Mange gloutonnement ».

Est retiré par sa famille non amélioré en octobre 1905.

Voici donc un malade alcoolique, intoxiqué par l'abus du tabac ; chez lui le traumatisme crânien semble avoir été la cause déterminante de la paralysie générale. C'était probablement aussi un surmené tant à cause de ses habitudes que de sa profession.

Il est très difficile de savoir si oui ou non il était aussi atteint de syphilis, pourtant les dénégations formelles des parents, la naissance à terme d'une enfant actuellement âgée de 5 ans et en bonne santé, peuvent faire supposer qu'il était indemne de ce côté.

TUBERCULOSE. — La tuberculose est considérée par certains auteurs comme jouant un rôle important dans l'étiologie de la paralysie générale progressive. M. Anglade en 1903 trouve des lésions tuberculeuses chez 14 paralytiques généraux sur 21 dont il fait l'autopsie.

Peut-être peut-elle venir comme appoint renforcer les autres causes, mais nous ne pensons pas que son rôle puisse être considéré comme bien important.

Beaucoup de paralytiques généraux présentent, en effet, des lésions parfois étendues de tuberculose surtout à la période finale de leur maladie, mais la tuberculose est presque toujours consécutive à la paralysie générale et ne peut en conséquence avoir eu d'action sur l'évolution de cette dernière.

Elle vient surtout, pensons-nous, se greffer sur un organisme déjà malade, moins apte, par conséquent, à résister à toutes les affections quelles qu'elles puissent être.

ARTHRITISME. — L'arthritisme est souvent incriminé par certains aliénistes comme cause prédisposante à la paralysie générale ; nous le trouvons cinq fois chez les 60 malades cités, et encore chez tous trouvons-nous bien d'autres causes capables à elles seules de provoquer l'apparition de la paralysie générale.

Nous trouvons aussi comme causes ayant pu prédisposer les malades à la folie paralytique :

2 fois le saturnisme ;
1 fois l'Epilepsie ;
1 fois la Fièvre typhoïde ;
1 fois la Dyspepsie chronique ;
1 fois le Tabagisme ;
1 Nourrissage pénible.

Mais nos observations sont trop peu nombreuses pour que nous puissions tirer quelques conclusions de ces causes étiologiques possibles.

Goitre. — Il nous a paru intéressant de rechercher la fréquence du goître chez les paralytiques généraux dans un département de la France où le goître est le plus fréquemment remarqué (1).

On peut voir par les deux tableaux ci-joints que le goître est bien moins fréquent chez les paralytiques généraux que chez les autres aliénés. (Tableaux II et III.)

Cette constatation, bizarre au premier abord, s'explique facilement, si l'on considère que presque tous les paralytiques généraux soignés à l'asile ne sont aveyronnais que de naissance ; presque tous ont séjourné de longues années hors du département (Voir tableau synoptique, colonne « Séjours hors

(1) Dr J. Ramadier. — Communication au congrès des médecins aliénistes (Session de la Rochelle, 1893).

du département »). Ils se trouvaient donc dans des conditions différentes de celles des autres aliénés, qui presque tous ont toujours habité leur pays natal.

Malades dont l'autopsie fut faite à l'Asile d'Aliénés de Rodez du 1er Janvier 1894 au 1er Janvier 1905

Années	Malades autopsiés	Goîtres	Proportion pour %	Observations
1894	42	28	66	
1895	59	45	76,27	
1896	26	16	61,93	
1897	20	17	85	
1898	25	21	81	
1899	12	10	83,33	
1900	17	12	70,50	
1901	20	10	50	
1902	15	11	73	
1903	24	16	66	
1904	15	10	66	

Poids des glandes thyroïdes des malades atteints de paralysie générale dont l'autopsie a été faite à l'asile du 1er janvier 1894 au 1er octobre 1905.

Années	Numéros matricules	Hommes	Femmes	Age	Poids des glandes thyroïdes
1895	883	»	1	47	22
	858	»	1	38	62
	871	»	1	67	160
	1115	1	»	55	25
	805	»	1	49	11
1896	1281	1	»	57	13
	1189	1	»	37	25
	1299	1	»	50	25
	1244	1	»	61	35
1897	1321	1	»	47	36
1898	1263	1	»	39	42
	928	»	1	55	42
1899	983	»	1	47	15
	1393	1	»	31	38
1900	»	»	»	»	»
1901	1127	»	1	38	45
1902	1485	1	»	33	23
1903	»	»	»	»	»
1904	»	»	»	»	»
1905	1204	»	1	55	78

Sur 17 autopsies nous avons 9 goitres, soit une proportion de 52,94 0/0 seulement.

CONCLUSIONS

Nous avons cherché à relever aussi exactement que possible les renseignements que nous avions pu nous procurer sur les antécédents tant héréditaires que personnels des paralytiques généraux soignés à l'asile de Rodez.

Nous pouvons, semble-t-il, conclure d'après les observations recueillies :

1° La paralysie générale est une maladie à étiologie complexe dont les principaux facteurs semblent être la syphilis en première ligne, l'hérédité, l'alcoolisme, puis le surmenage intellectuel et physique.

2° A ces causes principales viennent fréquemment s'ajouter d'autres causes secondaires qui sont le plus souvent : le traumatisme crânien, les intoxications (endogènes ou exogènes), enfin toutes les causes capables d'affaiblir l'organisme.

3° Les facteurs énumérés plus haut semblent agir rarement seuls, ils sont toujours chez un même sujet, au moins deux, souvent plusieurs réunis.

PROPHYLAXIE

La paralysie générale, nous l'avons vu, est rare dans l'Aveyron, parce que le département est en grande partie peuplé de cultivateurs que leur profession met à l'abri de cette maladie. Les quelques rares villageois atteints sont revenus dans leur village, après avoir commis tous les excès dans de grandes villes, où ils sont allés essayer de faire fortune comme charbonniers, cochers de fiacre (les Aveyronnais sont nombreux à Paris parmi ces deux corps de métier).

Les autres malades sont presque tous des ouvriers, mineurs, etc., habitant des centres industriels.

On ne peut guère avoir d'action directe bien forte sur ces deux classes sociales : pourtant quelques conférences faites aux adultes, par les instituteurs dans les villages, par des médecins même, dans les milieux ouvriers, pourraient-elles sauver quelques-uns, en leur ouvrant les yeux, et leur montrant les dangers courus par ceux qui, ayant contracté de mauvaises habitudes, ne cherchent pas à s'en défaire; par ceux plus nombreux encore qui rêvent de grandes villes et partent sans connaître les dangers auxquels ils s'exposent. Disposition excellente pour n'en éviter aucun.

Il faudrait surtout enrayer le développement de l'alcoolisme et de la syphilis. On déploie pour cela de grands efforts actuellement en France.

On peut dire que déjà contre l'alcoolisme des résultats ont

été obtenus. Contre la syphilis l'action est de date plus récente, il n'est pas possible d'en apprécier les effets.

S'il faut surtout chercher à préserver l'individu sain, il faut penser aussi à soigner l'individu déjà contaminé pouvant à un moment donné voir son état s'aggraver sous l'influence de causes multiples, jusqu'à la paralysie générale.

Ici le médecin a un rôle à remplir : rôle de surveillance vis-à-vis de ses malades ; il doit les conseiller, et, au besoin, les prévenir du danger.

Comme le dit le professeur Fournier, réduire au minimum la tare syphilitique par un traitement précoce, méthodique et complet. Éviter tout excès, tout surmenage.

Combattre sans retard tous les troubles, toutes les affections survenant chez les syphilisés, les alcooliques, les surmenés ; leur interdire, dans ce cas et pendant longtemps, toute fatigue, leur éviter les soucis.

Supprimer, en un mot, autant que possible toute cause capable d'affaiblir le malade soit physiquement, soit moralement.

BIBLIOGRAPHIE

Archives de l'Asile départemental de Rodez. — (Années 1892-1893-1894-1895-1896-1897-1898-1899-1900-1901-1902-1903-1904-1905.)

Rapports annuels de M. le Dr Ramadier, méde in directeur de l'Asile de Rodez, au conseil général de l'Aveyron. — (De 1892 à 1904.)

1886. Docteur A. Planès. — Quelques observations sur la folie à Paris. Thèse, Paris 1886.

1890. Docteur P. Garnier. — La folie à Paris. Thèse, Paris 1890.

1893. Docteur J. Ramadier. — Communication au congrès des médecins aliénistes. (La Rochelle, 1893.)

1894. Docteurs Grasset et Rauzier. — Traité pratique des maladies du système nerveux. Montpellier, Coulet 1894.

1894. Docteur Fenayrou. — La folie dans l'Aveyron. Thèse, Toulouse 1894.

1898. Docteurs Mairet et Vires. — De la paralysie générale, Masson 1898.

1900. Docteur A. Cadoureau. — La paralysie générale chez les religieux. Thèse, Bordeaux 1900.

1902. Traité de Médecine et de Thérapeutique. Brouardel-Gilbert (Baillière et fils 1902).

1903. Gilbert-Ballet. — Traité de Pathologie mentale. Paris, Doin 1903.

1905. Bouchard-Brissaud. — Traité de médecine. (Masson 1905).

1905. Docteur A. Paris. — La Paralysie générale progressive. Nancy, Kreis, 1905.

1906. Marandon de Montyel. — Revue de médecine, n° 1, 1906.

TABLE DES MATIÈRES

SERMENT

En présence des Maîtres de cette École, de mes chers condis-ciples, et devant l'effigie d'Hippocrate, je promets et je jure, au nom de l'Être suprême, d'être fidèle aux lois de l'honneur et de la probité dans l'exercice de la Médecine. Je donnerai mes soins gratuits à l'indigent, et n'exigerai jamais un salaire au-dessus de mon travail. Admis dans l'intérieur des maisons, mes yeux ne verront pas ce qui s'y passe; ma langue taira les secrets qui me seront confiés, et mon état ne servira pas à corrompre les mœurs ni à favoriser le crime. Respectueux et reconnaissant envers mes Maîtres, je rendrai à leurs enfants l'instruction que j'ai reçue de leurs pères.

Que les hommes m'accordent leur estime si je suis fidèle à mes promesses! Que je sois couvert d'opprobre et méprisé de mes confrères si j'y manque!

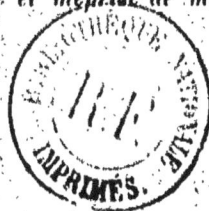

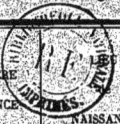

NUMÉROS MATRICULES	AGE À L'ENTRÉE	ARRONDISSEMENT	DERNIÈRE RÉSIDENCE	NAISSANCE	SÉJOUR EN DEHORS DU DÉPARTEMENT	PROFESSIONS	DEGRÉ D'INSTRUCTION	ÉTAT CIVIL	HÉRÉDITÉ	ENFANTS		
										Vivants	Décé	
										les petits d'gr. le paralyt.	Malade	id. autre couche
1299	50	Rodez	St-Christophe	St-Christophe	Lyon	cordonnier	l. et éc.	m.	sans renseignements			
1078	59	»	Le Pas	Onet-le-Château	»	aubergiste	l. et éc.	m.	»			
1174	53	»	Rodez	Rodez	»	reprst. de commerce	primaire	m.	congénitale et alcool. pater.			
1503	38	»	Rodez	Rodez	»	peintre en bâtiments	primaire	m.	sans renseignements			
1443	47	»	Rodez	Rodez	Paris	garçon de café	primaire	m.	»			
1346	41	»	Rodez	Rodez	Paris, 12 ans	voyageur de commerce	primaire	m.	»			
1077	50	Rodez	Rodez	Strasbourg	Prolongé	chef de bataillon	secondaire	m.	paternelle et matern. alcool.			
1691	44	»	Rodez	Rodez	Service militaire	cordonnier	l. et éc.	m.	mat. alcool. collatérale congestive et vésanique			
1587	49	Corte	Rodez	Omessa (Corse)	Prolongé	gendarme retraité	primaire	m.	sans renseignements			
1453	42	Espalion	Entraygues	Entraygues	Paris, 6 ans	docteur-médecin	supérieur	m.	congénitale maternelle			
1563	41	»	Espalion	Belfort (Haut-Rhin)	Paris	officier de gendarmerie	prim. sup.	m.	congénit. pater. et mater.			
1355	33	»	Gabriac	Gabriac	Paris	cocher	l. et éc.	m.	vésanique paternelle			
1289	49	»	Mur-de-Barrez	Mur-de-Barrez	»	marchand de vins, boulanger, chapelier	primaire	v.	vésanique pater. alcool. et collatérale			
1254	61	»	Cantoin	Cantoin	Genève	marchand de bois	l. et éc.	c.	—			
1096	43	»	Promilhac	Ste-Geneviève	Montpellier-Paris 43 ans	étudiant	supérieur	c.	—			
1427	32	»	Mas Nouvel	Mas Nouvel	Paris	cocher	l. et éc.	c.	sans renseignements			
1670	51	»	Estaing	Estaing	longtemps au dehors	instituteur retraité	secondaire	m.	paternelle vésanique			
1548	42	Millau	Aguessac	Aguessac	Paris	employé des postes	prim. sup.	c.	sans renseignements			
1659	42	St-Affrique	Belmont	Belmont	Avignon	cultivateur	primaire	m.	vésanique pater. indirecte			
1333	39	»	St-Affrique	St-Affrique	»	tailleur	primaire	m.	—			
955	45	»	Tournemire	St-Pierre-Nogaret (Lozère)	St-Alban (Lozère)	»	?	m.	sans renseignements			
1766	36	»	St-Affrique	St-Affrique	Marseille	horloger	l. et éc.	c.	—			
1263	36	Villefranche	Bouillac	Boutez (Hte-Garonne)	Leyme (Lot)	mineur	l. et éc.	m.	—			
1417	39	»	Capdenac	Caussanels	Cuirassier (5 ans)	expédit. Cie d'Orléans	primaire	nulle	épileptique collatérale			
237	49	»	Aubin	Compolibat	»	cordonnier	nulle	m.	sans renseignements			
1485	38	»	Aubin	Aubin	»	manœuvre	l. et éc.	m.	alcoolique paternelle			
1200	47	»	Cransac	Conques	»	mineur	l. et éc.	m.	alcoolique paternelle			
1335	34	»	Cransac	Loupias	Paris, 4 ans	forgeron	l. et éc.	m.	—			
1339	37	»	Vivier	Alais (Gard)	Étranger	rouleur	l. et éc.	m.	—			
1569	42	»	Decazeville	Decazeville	Villefranche	comptable	primaire	v.	sans renseignements			
1321	47	»	Decazeville	Le Bourg (Lot)	Étranger	boulanger	?	m.	—			
1335	35	»	Decazeville	Soller (Espagne)	Étranger	marc. de comestibles	l. et éc.	m.	vésanique matern. indirecte			
1392	31	»	Roussennac	Roussennac	Service militaire	charpentier	l. et éc.	m.	—			
1072	46	»	Le Théron	Rieupeyroux	»	cultivateur	l. et éc.	v.	—			
1284	57	»	Villefranche	Trebessac	»	charretier	l. et éc.	m.	—			
1313	56	»	Villefranche	St-Autonnin (Lot-et-G.)	7 ans serv. milit.	charpentier	l. et éc.	m.	vésanique paternelle			
1685	38	»	Le Gua	Aubin	Paris-Bordeaux... etc	mouleur	l. et éc.	m.	—			
1751	37	»	Cransac	Cransac	»	mineur	primaire	m.	—			
1656	44	»	Lannejouls	Lannejouls	cocher à Paris	propriétaire	l. et éc.	m.	—			
1669	44	»	Capdenac	Decazeville	fréquent	chauf. à la Cie d'Orléans	l. et éc.	m.	—			
1686	38	»	Aubenc	Aubenc	»	mouleur	l. et éc.	m.	—			
1731	40	»	Villefranche	Villefranche	Serv. milit. en Algérie	commis voyageur en liquides, menuisier	primaire	m.	congestive maternelle			
858	38	Rodez	Gillorgues	Gillorgues	»	»	»	m.	alcool. patern. et matern. vésan. matern.			
743	52	»	Cassagne-Begoutrès	Revel (Hte-Garonne)	»	prostituée	»	v.	—			
983	37	»	Le Monastère	Le Monastère	nombr. pérégrinations	journalière	l. et éc.	v.	—			
1476	39	»	Rodez (Hospice)	Planczès-de-Luc	Paris	prostituée	nulle	m.	—			
1296	40	»	Rodez	Laguiole	»	journalière	l. et éc.	m.	—			
1315	42	»	Rodez	Théroux (Lot)	longtemps à Lyon	cuisinière	l. et écr.	m.	—			
785	42	Millau	Millau	Millau	»	marchande de gibier	primaire	m.	vésanique maternelle			
836	36	»	Millau	Recoule-Prévinquières	»	sans profession	l. et éc.	m.	vésanique paternelle			
737	44	»	Millau	Castelnau	»	contrebandière	l. et éc.	m.	sans renseignements			
988	55	»	Millau	Segur	»	sans profession	l. et éc.	m.	—			
1127	38	»	Millau	Millau	»	gantière	l. et éc.	m.	—			
1239	50	»	La Cavalerie	Montpellier	»	»	nulle	m. 2 f.	—			
1261	42	»	Millau	Millau	Tunisie, Algérie...	a tenu un hôtel	primaire	m.	—			
1295	55	Espalion	Mas del Bosc	»	Paris	sans profession	l. et éc.	m.	sans renseignements			
805	46	St-Affrique	La Pancourlarié	Fargous	»	sans profession	l. et éc.	m.	épileptique patern. indirect.			
833	47	»	St-Sernin	St-Sernin	»	journalière	l. et éc.	m.	—			
1303	42	»	St-Affrique	St-Affrique	»	ménagère	l. et éc.	m.	—			
871	37	Villefranche	Villefranche	Villefranche	»	couturière	l. et éc.	v.	sans renseignements			
823	51	»	Les Imberts	Villefranche	»	a tenu un café	l. et éc.	m.	sans renseignements			

HÉRÉDITÉ	ENFANTS				DIFFÉRENTS FACTEURS ayant pu influer sur le développement de l'affection						CAUSES DU DÉCÈS	OBSERVATIONS
	Vivants		Décédés		syphilis date de	alcoolisme	traumatisme	surmenage	excès vénériens	autres causes possibles		
	bien portants	Maladifs	par fausse couche	en bas âge								
sans renseignements	2	1	»	1	18 ans	certain	»	»	1	»	Rupture de la vessie	
congénitale et alcool. pater.	3	1	»	1	10 ans	certain	»	»	»	»	Attaque épileptiforme	
sans renseignements	4	1	»	6	?	certain	»	1	1	»	Congestion cérébrale	
	4	»	»	»	»	1	»	»	»	saturnisme	Attaque épileptiforme	Sorti.
paternelle et matern. alcool.	1	1	»	»	?	1	»	intellectuel	probables	»	Paralysie générale	Sorti. Décédé un an environ après sa sortie de l'asile.
mal. alcool. collatérale congestive et vésanique	»	1	»	6	»	de date ancienne	»	»	»	»	Congestion cérébrale	La femme et l'enfant donnent des signes de dérangement mental. Stigmates physiques de dégénérés.
sans renseignements	1	»	»	2	née	»	»	»	»	arthritique	Paralysie générale	
congénitale maternelle	1	1	»	»	20 ans	»	»	»	»	fiév. typh.	Paralysie générale, attaques apoplectiformes.	Sorti. Décédé peu après.
congéni. pater. et mater.	3	»	»	»	»	»	crânien	»	1	»		
vésanique paternelle	2	1	4	»	10 ans	1	»	»	»	attaq. épi-leptiformes	Attaques apoplectif.	Vivant.
vésanique pater. alcool. et collatérale	2	1	2	»	»	1	»	»	»	1		2 enfants qui seraient très intelligents.
sans renseignements	»	»	»	»	?	1	»	»	»	rhumatis.	Paralysie générale	
	»	»	»	»	20 ans	»	»	»	»	rhumatis.	Attaques apoplectif.	
paternelle vésanique	»	»	»	»	8 ans	1	»	»	»	»	Marasme	
	»	»	»	»	au régim.	»	»	intellectuel	»	»	Paralysie générale	Malade depuis 5 ans. Atrophie des nerfs optiques. Cécité d'origine syphilitique.
sans renseignements	»	»	»	»	20 ans	»	»	»	»	»	Paralysie générale	
vésanique pater. indirecte	4	»	1	»	22 ans	1	»	»	»	»	Hémorragie méningée	
sans renseignements	»	»	»	»	date incon.	1	»	»	»	»	Attaque apoplectiforme	
	»	»	»	»	?	»	»	»	1	»	Congestion pulmonaire	Vivant.
	1	»	»	»	probabl.	»	»	»	»	»		
	3	»	»	»	vers 20 ans	»	»	»	»	saturnisme	Tubercul. gangr. pulmon.	
épileptique collatérale	»	3	»	»	10 à 15 ans	»	»	physique	»	»	Attaques épileptiformes	
sans renseignements	»	5	»	7	»	1	»	»	»	»	Attaque apoplectiforme	
alcoolique paternelle	1	»	»	2	»	1	»	»	»	»	Pneumonie	
alcoolique paternelle	4	»	»	1	10 ans	1	»	»	»	h. tempé.	Paralysie générale	
	»	»	»	»	»	1	»	»	»	id.	Marasme	
sans renseignements	2	1	»	4	tr. probabl.	1	»	»	»	»	Attaque apoplectiforme	Sorti non amélioré.
	»	»	»	»	»	1	»	»	»	»	Paralysie générale	
vésanique matern. indirecte	1	»	»	2	probable	»	»	»	1	dyspepsie	Paralysie générale	Sorti non amélioré.
	»	»	»	»	?	1	crânien	»	»	»	Tuberc. pulmon.	
	»	»	»	»	»	»	crânien	»	»	1 coup grisou suivi de cécité		
vésanique paternelle	3	»	8	»	25 ans	1	crânien	»	1	»	Paralysie générale	
	»	»	»	»	née	1	»	»	1	»	Érésypèle	
	1	1	»	»	»	»	crân. vers l'âge 16 ans	»	»	tabac	Entérite	
	»	»	»	1	au régim.	1	crânien d. l'enfance	»	»	»	»	Sorti non amélioré en mai 1905.
	»	»	»	»	?	1	»	physique	1	»	Paralysie générale	Maladies vénér. avouées (Blennor. ?)
	»	»	»	»	»	1	»	»	1	»	»	Sorti non amélioré.
congestive maternelle	2	»	»	»	serv. milit.	probable	»	»	1	»	»	Sorti non amélioré.
alcool. patern. et matern. vésan. matern.	3	»	4	»	?	1	»	»	»	lactation	Marasme	
	»	»	»	»	probable	1	»	»	1	»	Attaque apoplectiforme	
	1	?	?	1	»	»	»	»	1	»	Pneumonie	Vivante.
	6	»	»	1	»	1	»	»	»	»	Paralysie générale	Était cousin dans caf.-conc. Vivante
vésanique maternelle	2	1	2	?	?	»	»	physique	»	»	Attaque apoplectiforme	
vésanique paternelle	»	»	»	»	probable	1	»	»	»	»		Sortie. Décédée peu après.
sans renseignements	»	»	»	4	12 ans	1	»	»	»	»	Broncho-pneumonie	Syphilis contractée comme nourrice.
	»	»	»	2	»	1	crâniens mult.	»	?	rhumatis.	Insuffisance aortique	
	»	»	»	»	probable	1	»	»	»	»	Marasme	
	»	»	»	8	conjugale	1	»	»	»	»	Attaque apoplectiforme	Mariée 2 fois. Le premier mari, mort de P. G. à l'asile.
	»	»	3	»	10 ans	»	crânien	probable	»	»	»	Coïncidence de l'hystérie. Syphilis conjug. mal traitée, mari aveugle, atrophie syphil. des nerfs optiques. Transférée de Ville-Evrard.
sans renseignements	»	»	»	»	»	»	»	»	»	»	Pneumonie	
	»	»	»	»	»	»	»	»	»	»	Péritonite tuberculeuse	
épileptique patern. indirect.	»	»	9	»	probable	»	»	»	»	rhumatis.	Marasme	
sans renseignements	»	»	9	»	?	»	»	»	»	»	Paralysie générale	
sans renseignements	4	»	2	»	?	1	»	»	»	1	Marasme	
	»	»	»	»	»	»	»	»	»	»	Marasme	

www.ingramcontent.com/pod-product-compliance
Lightning Source LLC
Chambersburg PA
CBHW032311210326
41520CB00047B/2948